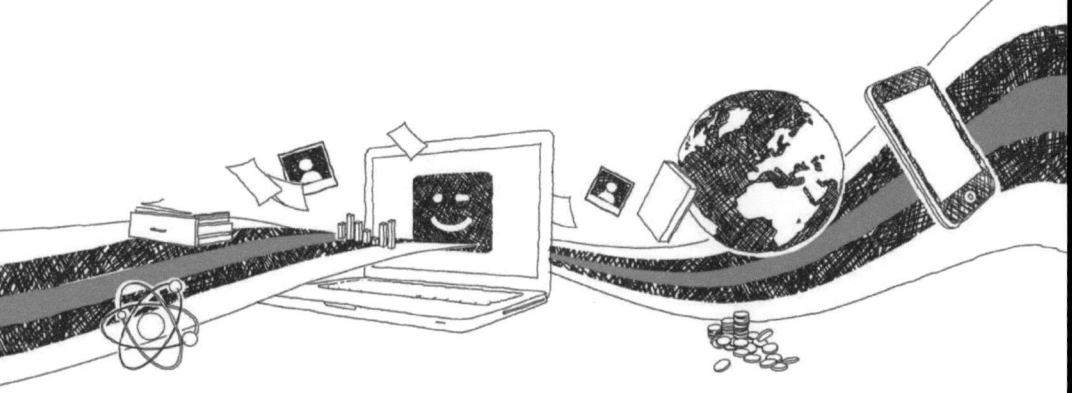
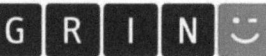

Gesundheitsförderung, gesundheitsorientierte Lebensführung und Rehabilitation

Gesundheitspsychologie und Prävention

Louisa Papke

GRIN ☺

Bibliografische Information der Deutschen Nationalbibliothek:

Die Deutsche Nationalbibliothek verzeichnet diese Publikation in der Deutschen Nationalbibliografie; detaillierte bibliografische Daten sind im Internet über http://dnb.d-nb.de abrufbar.

ISBN: 9783346400345
Dieses Buch ist auch als E-Book erhältlich.

© GRIN Publishing GmbH
Nymphenburger Straße 86
80636 München

Druck und Bindung: Books on Demand GmbH, Norderstedt Germany
Gedruckt auf säurefreiem Papier aus verantwortungsvollen Quellen

Das Buch bei GRIN: https://www.grin.com/document/1010551

Einsendeaufgabe von Louisa Papke (Sonderprüfung)

Teilaufgaben 1,2,3

Eingesandt: 24.03.2021

SRH Fernhochschule Riedlingen

Modul: Gesundheitsförderung, Prävention und Rehabilitation

Studiengang: Gesundheitspsychologie und Prävention

Inhaltsverzeichnis

Abkürzungsverzeichnis

w.z.B. wie zum Beispiel

Vgl. Vergleich

bzw. beziehungsweise

Teilaufgabe 1: Gesundheitsförderung und Prävention

In der ersten Teilaufgabe wird die Salutogenetische Perspektive und die Pathogenetische Perspektive erläutert, sowie deren Unterschiede aufgezeigt. Hierbei wird auf das Kohärenzgefühl und das Gesundheitskontinuum eingegangen.

Um die Gesundheit des Menschen zu beleuchten, gibt es zwei verschiedene Paradigmen, **die Salutogenetische** und die **Pathogenetische Perspektive**. In der präventiven Medizin werden beide Ansätze auf unterschiedliche Art und Weise miteinbezogen. Sie beschreiben die Vorstellung von Gesundheit und wie diese zu erreichen ist. Aus der Sichtweise von Public Health sind beide Modelle die wichtigsten Konzepte zur Betrachtung von Krankheit und Gesundheit. Für viele gesundheitspolitische Konzepte dienen sie als Grundlage. Die Medizin entwickelt sich von Jahr zu Jahr weiter, das hat zur Folge, dass die Menschen mit Medikamenten, Heilmitteln und Heilmethoden umsorgt sind. Jedoch dominiert immer mehr die Frage ,,Was macht krank"? Bei dieser Frage handelt es sich um die Pathogenetische Perspektive, welche im folgenden Abschnitt erläutert wird.[1] **Pathogenetische Perspektive:** Wie entsteht Krankheit? Der Begriff Pathogenese ins Deutsche übersetzt pathos = Krankheit/Leiden und genese = Entstehung, bezeichnet die Entstehung, wie auch die Entwicklung von körperlichen und psychischen Erkrankungen.[2] Die Intension beim Pathogenetischen Ansatz ist demnach, die möglichen Krankheitsauslöser, sowie die dazu gehörigen Gesundheitsrisiken herauszufinden. Die Leitfrage beim Paradigma der Pathogenese lautet also: Was macht krank? und Wie kann Prävention und Therapie dagegen helfen? Aus Sicht der Pathogenese sind Krankheit und Gesundheit Komponenten, die sich zweiteilig gegenüberstehen und ergänzen. Nach dem Pathogenetischen Modell gibt es nur gesunde oder kranke Menschen.[3] Um kranke Menschen zu behandeln, müssen sie einer Kategorie zugeordnet werden. Die Pathogenese betrachtet physische Veränderungen auf verschiedenen Ebenen des Körpers, um Krankheiten bzw. Risikofaktoren zu identifizieren. Das Augenmerk liegt dabei auf den Organen, dem Gewebe und den Zellen.

---

[1] Vgl. Tilliger (2020) S.23, S.12
[2] Vgl. .Infodrog-ch(2018)
[3] Vgl. Habermann Horstmaier (2017) S.15 und S.16

Wenn es dabei zu Abweichungen vom einheitlichen Normalzustand des Körpers kommt, wird dies im Unterschied zur Salutogenese als Krankheit gedeutet. Mögliche Ursachen für die Entstehung einer Krankheit, können zum Beispiel biologische Erreger sein, welche von außen in den Körper eindringen oder chronische Krankheiten w.z.B. Diabetes. Bei der Pathogenese werden Krankheiten dabei häufig in zwei unterschiedlichen Formen behandelt, kausal oder symptomatisch. Bei der kausalen Behandlung geht es darum, die Ursache zu therapieren. Bei der symptomatischen Behandlung dagegen, werden nur die Symptome einer Krankheit behandelt. Sind die Ursachen erkannt, kann die Krankheit auch kausal behandelt werden und nicht nur symptomatisch. Für die Gesundheit des Menschen bringt das viele Vorteile mit sich, da durch die Erkennung von Ursachen ein Weg zur langfristigen Gesundheit entstehen kann. Im Rahmen der Pathogenese wird jede medizinisch diagnostizierte Krankheit mit einer spezifischen Therapieform behandelt. Das biomedizinische und das biopsychosoziale Modell sind zwei Krankheitsmodelle, die dem Paradigma der Pathogenese zugeordnet werden. Beim biomedizinischen Modell sind Krankheit und Gesundheit des Menschen vom Mediziner zu diagnostizieren. Dieser Ansatz ist weit verbreitet und wird häufig in der medizinischen Praxis angewandt. Jedoch wurden bei diesem Ansatz, besonders in der Behandlung von chronischen und psychischen Erkrankungen, Defizite sichtbar. Aus diesem Grund entwarf Engel im Jahr 1977 das biopsychosoziale Modell, welches mehr den Fokus auf psychische und soziale Dimensionen legte. Engel setzte ähnlich wie beim Salutogenetischen Ansatz den Fokus auf Schutzfaktoren und Widerstandsressourcen. [4]

Im folgenden Absatz wird das Salutogenetische Modell erläutert und auf das Kohärenzgefühl und das Gesundheitskontinuum eingegangen. **Salutogenetische Perspektive: „**Was hält Menschen trotz einer Vielzahl negativer Einflussfaktoren gesund"? Antonovsky erforschte im Gegensatz zur Pathogenese die Widerstandsfähigkeit gegen Krankheit und stellte als Perspektivwechsel die Frage „Was hält gesund"? [5] Die Salutogenese im lateinischen genannt salus = Gesundheit/Wohlbefinden, griechisch: genesis = Entstehung, wurde von dem Stressforscher Aaron Antonovsky entwickelt.[6] Er richtete erstmal seine

---

[4] Vgl. Harbermann Horstmaier (2017) S.15, S.16
[5] Vgl. Tilliger (2020) S.12
[6] Vgl. infodrog-ch (2018) S.15

Forschungsbemühung auf die Genesung der Gesundheit und nicht auf die Krankheit. Im Gegensatz zur Pathogenese, welche sich mit der Frage, wie entsteht Krankheit beschäftigt, steht bei der Salutogenese die Frage im Vordergrund, wie entsteht Gesundheit. Antonovsky hat eindeutige Gründe, weshalb er die Salutogenese als Gegenbegriff zu Pathogenese einführte. Er meinte, wenn man sich die Frage stellt, warum Krankheiten entstehen und wie diese zu behandeln sind, könnte es dadurch zu keinen weiteren Erkenntnisfortschritten über die Gesundheit der Bevölkerung kommen. Antonovsky`s Intension beim Salutogenetischen Ansatz ist es, den Menschen trotz einer Vielzahl negativer Einflussfaktoren, wie Risiken und Stressoren, langfristig gesund zu erhalten und die individuelle Gesundheit des Menschen zu fördern. Er untersuchte Frauen und deren Adaption an das Klimakterium aus unterschiedlichen ethnischen Gruppen in Israel. Dabei stellte er sich die Frage, warum die Frauen trotz Vielzahl negativer Einflussfaktoren über eine gute psychische Belastung verfügen. Diese Fragestellung beschäftigte ihn so sehr, dass letztendlich sein Forschungsansatz der Salutogenese mit zwei Fragen entstand, warum bleiben Menschen trotz Belastungen gesund und wie bewahren sie ihre Gesundheit. Um die Gesundheit des Menschen zu verbessern, war Antonovsky auf der Suche nach Ansatzpunkten, die Stress bewältigen und positiv auf die Gesundheit wirken. [7] Für ihn sind die Krankheit (Pathogenese) und die Gesundheit (Salutogenese) Extrempole oder Endpunkte auf einer Linie, sprich ein Kontinuum. Antonovsky nannte es auch Hede Kontinuum. Sie werden im Gegensatz zur Pathogenese nicht getrennt, sondern haben Beide einen fließenden Übergang.

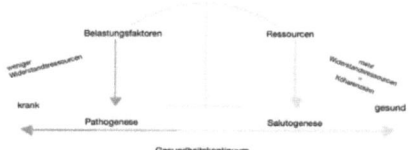

Abbildung [8]

[7] Vgl. Loehr (2016) S.85
[8] Vgl. Harbermann Horstmaier (2017) S.19

Dieses Schaubild (Abbildung 8) zeigt die Einwirkung von Belastungsfaktoren und Widerstands-ressourcen auf das Gesundheitskontinuum zwischen den Endpunkten „Gesundheit" und „Krank-heit" nach Antonovsky. Die Begriffe Pathogenese und Salutogenese bezeichnen dabei den Prozess des Strebens in Richtung Krankheit (Pathogenese) bzw. Gesundheit (Salutogenese).[9]

Das ist die Grundidee von Antonovsky, auf dem das Theoriegebäude der Salutogenese fußt. Nach Antonovsky sind Menschen mal mehr und mal weniger krank bzw. gesund, aber nie krank oder gesund. Obwohl der Körper den Verlust von Krankheiten oftmals ausgesetzt ist, besitzt er die Fähigkeit, dieses Ungleich-gewicht zu ändern. Für Antonovsky heißt es, dass die zwei Endpole Krank oder Gesund nie erreicht werden können, da ein gesunder Mensch immer auch kranke Anteile oder gesunde Anteile in sich trägt. Daher gehören Krankheiten zu einem normalen Lebensbestanteil nach Antonovsky.[10] Krankheit ist unteranderem eine große Chance für den Menschen, denn der positive Blick auf die Krankheit, kann den Menschen zur Ruhe kommen lassen und eigene Sichtweisen dabei verändern. Das hat zur Folge, dass bei diesem Konzept der Fokus bei der Gesundheitsversorgung nicht mehr nur auf den erkrankten Patienten, sondern auch auf den gesunden Menschen liegt. Hierbei geht es vor allem um die ganzheitliche Sichtweise auf den Menschen, die auch den Blick auf das soziale und berufliche Umfeld beleuchten sollte. Beim Gesundheits-Krankheits-kontinuum geht man davon aus, als gesund verstanden zu werden und selbst bei chronischen Krankheiten die Chance zu haben, sich in eine positive Richtung zu bewegen. Jedoch kann die Gefahr bestehen, dass der Mensch seine Krankheit nicht zulässt und Sterben nicht als einen normalen Prozess ansieht. Er könnte denken, dass die Gesundheit zu 100% immer gegeben ist.[11] Um auf die Frage zurück zu kommen, was zur Gesundheit des Menschen beiträgt, zählen drei wichtige Bausteine, die zu einer positiven Richtung des Gesundheits-Krankheitskontinuum führen. Dazu zählt die Bewältigung von Stress, die eigenen Widerstandsressourcen des Menschen und das Kohärenzgefühl (Sense of Coherence–SOC)[12] Zudem verändert sich hier auch der Blick des Menschen, denn er wird zum aktiven Mitgestalter seiner Gesundheit und lernt seine Ressourcen in verschiedenen Kontexten zu aktivieren und zu nutzen.

[9] Vgl. Harbermann Horstmaier (2017) S.19
[10] Vgl. Tilliger (2020) S.25
[11] Vgl. Loehr (2016) S.106
[12] Vgl. Harbermann Horstmaier (2017) S.19

Widerstandsressourcen umfassen eine Vielzahl von Merkmalen zu einer Person. Dazu zählen persönliche Fähigkeiten w.z.B. Stress und Bewältigung von Stress, körperliche Befindlichkeiten w.z.B eine stabile Gesundheit und das gesellschaftliche Umfeld mit den sozialen Beziehungen. Mit diesen vielen und ausgeprägten Widerstandsressourcen sind Menschen nun in der Lage einen Kohärenzsinn zu entwickeln.[13] Durch den Kohärenzsinn werden Zusammenhänge des Lebens sinnhaft verstanden und die Überzeugung gewinnt, das eigene Leben selber zu gestalten.[14] Nach Antonovsky hängt der Kohärenzsinn besonders von den gesellschaftlichen Umständen und der Verfügbarkeit generealisierter Widerstandsressourcen einer Person ab. Antonovsky meint, dass der Kohärenzsinn besonders in der Kindheit und der Adoleszenz ausprägt wird, da dort vielerlei Erfahrungen, Entscheidungsprozesse und das Zurechtkommen mit Über- und Unterforderung gesammelt werden. Auch wenn diese Phase des Lebens durch ,,ups and downs" geprägt ist und nicht im Moment als schön empfunden wird, bringt diese Phase einen Vorteil mit sich. Denn durch das Erleben von häufig belastenden Situationen und deren Bewältigung, nimmt das Kohärenzgefühl bei uns Menschen zu. Mit Anfang 30 solle das Kohärenzgefühl laut Antonovsky ausgeprägt sein. Laut Antonovsky sollen Menschen mit einem nicht so stark ausgeprägten Kohärenzsinn, schneller an psychischen Erkrankungen leiden, als mit einem ausgeprägteren Kohärenzsinn. Einer der Gründe dafür ist, dass der Kohärenzsinn dafür sorgt, dass Menschen mit Stress leichter umgehen können und es sich somit förderlich auf die Gesundheit des Menschen auswirkt. Denn je besser der Kohärenzsinn ausgeprägt ist, desto besser ist die Aufrechterhaltung der Gesundheit.[15] Beim Kohärenzsinngefühl handelt es sich um drei Komponenten, die eine wichtige Rolle einnehmen:

- **Gefühl von Verstehbarkeit**- dass das eigene Leben verstehbar, kognitiv und strukturiert ist.
- **Gefühl der Bewältigbarkeit**- das Belastungen und Anforderungen im Wesentlichem zu bewältigen sind.
- **Gefühl von Sinnhaftigkeit**- dass das Leben sinnvoll ist und es Wert ist seine Energie in Anforderungen zu investieren.

[13] Vgl.Faltmaier (2020)
[14] Vgl. Harbermann Horstmaier (2017) S.19
[15] Vgl. BZgA (2001) S.31

Bei dem Aspekt der Verstehbarkeit geht es darum, Ereignisse und Erlebnisse des Lebens erklärbar und geordnet wahrzunehmen. Verstehbarkeit bedeutet nicht, alle Situationen chaotisch wahrzunehmen, denn so kann negativer Stress entstehen. Das Gefühl der Bewältigbarkeit, genannt auch Handhabbarkeit bedeutet, dass man selbst dazu in der Lage ist, bestimmte Belastungen und Anforderungen zu bewältigen. Hierbei handelt es sich um die emotional-kognitive Ebene. Jeder kann sich aus seinem sozialen Umfeld Hilfe holen, um zu einer eigenen persönlichen Ausgeglichenheit zu kommen.[16] Antonovsky dagegen bezieht sich bei der Sinnhaftigkeit darauf, dass jeder mit seiner eigenen Kraft Aufgaben des Lebens meistert. Dadurch erfährt jede Persönlichkeit, wie wichtig eine eigene Überzeugung und das Arrangement ist, um seine Ziele zu erreichen. Verfügen Menschen, im nicht ausreichenden Maße, über die drei Komponenten und einen nicht ausgeprägten Kohärenzsinn, kommt es bei Erfahrungen im Leben zu Überforderung.[17] Der Kohärenzsinn ist unter anderem sehr positiv, um verfügend stehende Ressourcen (copingstile) je nach Anforderung zum Einsatz zu bringen. Er wirkt wie ein flexibles Steuerungsprinzip.[18] Zum anderen lässt sich der Kohärenzsinn wissenschaftlich messen. In vielen Studien wurden daher Fragebögen eingesetzt, welche von Antonovsky und anderen Forschern in Verbindung zur Gesundheit entwickelt wurden. Nicht nur dort ergaben Forschungen, dass das Kohärenzgefühl einen positiven Zusammenhang mit der Gesundheit hat. In mehreren Stichproben, die im skandinavischen Raum durchgeführt wurden, brachte der Kohärenzsinn besonders bei der psychischen Gesundheit einen positiven Einfluss mit sich. Die WHO Weltgesundheitsorganisation hat im Bereich der Gesundheitsförderung das Salutogenetische Konzept vorangetrieben. Dieses Konzept bietet nun viele bedeutsame Grundlagen für neue Ansätze. Besonders Gesundheitsförderungsstrategien im Bereich Public Health arbeiten umfassend mit dem Konzept der Salutogenese und dessen Ansatz. Vorerst wurde das Paradigma zur Salutogenese sehr bedächtig aufgegriffen und findet jetzt in vielen Gesundheitsdisziplinen große Resonanz. Er ist einer der einflussreichsten Ansätze in Forschung und Praxis. Im Allgemeinen hat dieses Konzept daher ein bedeutsames und sehr hohes Potenzial für die Gesundheit der Bevölkerung.[19] Allerdings gibt es auch Menschen, die das Modell

---

[16]   Vgl. Loehr, (2016) S.89
[17]   Vgl. Faltermaier (2020)
[18]   Vgl. Loehr, (2016) S.89
[19]   Vgl. Faltermaier (2020)

eher kritisch sehen. Sie meinen, es wird nicht genug überprüft, ob das soziale und körperliche Wohlbefinden einen Einfluss auf den Kohärenzsinn hat. Des Weiteren fehle ihnen der Zusammenhang zwischen Stress und der Emotionstheorie. Die Salutogenese ist auch für die nächsten Jahrzehnte ein besonders wichtiger Ansatz, die wissenschaftlich ständig weiter erforscht wird.[20]

Im nächsten Absatz wird auf die jeweiligen Unterschiede der Salutogenetischen und Pathogenetischen Perspektive eingegangen.

<u>Unterschiede des Salutogenetischen und Pathogentischen Modell:</u> Zwischen dem Salutogenetischen und Pathogenetischen Konzept bestehen Unterschiede, welche in diesem Abschnitt verdeutlicht werden. Der erste Aspekt sind die unterschiedlichen Lösungsansätze der zwei Modelle. Während beim Salutogenetischen Ansatz der Fokus auf die Gesunderhaltung des Menschen gelegt wird, steht beim Pathogenetischen Ansatz die Frage im Vordergrund, wie entsteht Krankheit. [21]Die Forscher orientieren sich bei der Pathogenese daran, für jede Krankheit eine Behandlungsmethode zu entwickeln, während sie bei der Salutogenese versuchen, die jeweiligen Widerstandsressourcen des Menschen zu stärken. Ein weiterer Aspekt ist, dass das Pathogenetische Konzept im Gegensatz zu der Salutogenese kein einheitliches Konzept nachweist. Es liegen deutliche Unterschiede in der Klassifizierung eines gesundheitlichen Zustands vor. Der Unterschied zum Gesundheitsmodell der Salutogenese, das vom Ansatz eines Gesundheits-Krankheitskontinuums ausgeht, ist das bei der Pathogenese der Mensch als krank oder gesund gesehen. Bei der Salutogenese wird dementsprechend ein Mensch nie als gesund oder krank eingestuft, da er immer kranke oder gesunde Anteile in sich trägt. Ein weiterer Unterschied zwischen den beiden Modellen sind die unterschiedlichen Ansichten eines Individuums. Beim Modell der Salutogenese werden alle Menschen untersucht und der Mensch wird als Ganzes beleuchtet, da bei diesem Modell der Fokus auf der Entstehung der Gesunderhaltung des Menschen liegt. Bei der Pathogenese steht dagegen nur der kranke Mensch im Mittelunkt, da hier nur der Fokus auf der Frage liegt, warum die Krankheit entstand. Verschiedenartig sind auch die Schwerpunkte, denn bei der Salutogenese sind diese auf die Ressourcen gelegt, die zur Einhaltung und Verbesserung der Gesundheit führen. Die Forscher beim Pathogenetischen

---

[20] Vgl. Harbermann Horstmaier (2017) S.20
[21.] Vgl. Faltermaier (2020)

Modell dagegen legen den Schwerpunkt auf Risikofaktoren und Stressoren, welche bei der Pathogenetischen Perspektive zu Krankheiten führen könnte. Zudem werden die Stressoren und Risikofaktoren bei der Salutogenese positiv wahrgenommen, da sie verschiedene Sichtweisen beim Menschen verändern können und somit als gesundheitsförderlich eingestuft werden.

Teilaufgabe 2: Gesundheitsorientierte Lebensführung

Eine gesundheitsorientierte Lebensführung ist jedem freigestellt, denn jeder Mensch hat eine eigene Vorstellung zur Gesunderhaltung. Mit dem Blick auf die eigene Persönlichkeit, mit dem Verständnis wie Krankheiten zusammenhängen, mit mehr Vertrauen in die eigenen Fähigkeiten, mit der bewussten Gestaltung des eigenen Lebensumfeldes und dem umsichtigen Umgang mit sich selbst, können gesundheitsorientierte Wege beschritten werden. Diese unterstützenden gesundheitsorientierten Aufzählungen, lassen sich in den drei Bereichen, der Handlungsbereitschaft, der Handlungsfähigkeit sowie den persönlichen Eigen-schaften wiederfinden. Alle drei Bereiche beinhalten Modelle zur Gesundheits-kompetenz, die mit verschiedenen Faktoren in Verbindung und mit Beispielen im folgenden Abschnitt erläutert werden. **Handlungsfähigkeit** Das Erlernen von Wissen ist erforderlich, um sich einen gesundheitsorientierten Lebensstil anzueignen. Nur wenn das Individuum diesen Schritt geht, können die Handlungen konkret darauf ausgerichtet werden. In diesem Schritt handelt es sich um die Handlungsfähigkeit, welche die sogenannte kognitive Basis bildet und der erste Weg für eine gesundheitsorientierte Lebensführung ist. Sie umfasst die drei Komponenten explizites Wissen, implizites Wissen sowie spezielle Fertigkeiten.[22]

Explizites Wissen bedeutet, dass beim Erwerb, Aufbau und Abruf des Wissens, bewusste und absichtliche Aufmerksamkeit benötigt wird. Ein charakteristisches Merkmal beim expliziten Wissen ist, dass mündliche und schriftliche Informatio-nen festgehalten werden und weiter mitgeteilt werden können. Dabei besteht die Möglichkeit, dass das Wissen in formaler Form wie in einer Bildungssituation erworben werden kann oder in nicht formaler Form wie außerhalb einer Bildungs-situation z.B. in privaten Lerngruppen. Studien zeigten hierbei allerdings, dass das nicht formale Lernen häufiger zur Zertifizierung führt.[23]

---

[22] Vgl. Hamacher/ Wittmann (2005) S. 57
[23] Vgl. Hamacher/ Wittmann (2005) S. 35

Zum expliziten Wissen lässt sich folgendes Beispiel nennen: Wer zu viel Alkohol konsumiert, riskiert schwerwiegende gesundheitliche Folgen. 20.000 Menschen sterben jährlich in Deutschland an den Folgen ihres Alkoholkonsums.[24] Der Verzicht auf jegliche Drogen verbessert im Allgemeinen grundsätzlich die Perspektive auf eine stabile Gesundheit. Dieser Gedankenansatz beruht auf Fakten oder Methodenwissen und wäre somit ohne die Fähigkeit, in Bezug zum expliziten Wissen, nicht möglich. Im Gegensatz zum expliziten Wissen erfordert das implizite Wissen, keine bewusste oder absichtliche Aufmerksamkeit beim Erwerb, Aufbau und Abruf, denn hierbei handelt es sich um alltägliches Lernen und das Sammeln von Erfahrungen im Alltag, im sozialen Umfeld oder auch am Arbeitsplatz.[25] Ein Beispiel hierfür wäre: Vor dem Sonnenbad gehört der umfangreiche Sonnenschutz dazu, um das Verbrennen der Haut zu vermeiden. Diese Tätigkeit bekommt man im frühsten Alter von seinem sozialen Umfeld vorgelebt und erfordert keine bewusste oder absichtliche Aufmerksamkeit beim Erwerb, Aufbau und Abruf. Dieses Lernen wird auch als praktisches Lernen bezeichnet, denn wie das Sprichwort sagt:„Fehler sind der Schlüssel zum Erfolg; jeder Fehler bringt uns etwas bei." (Morihei Ueshiba, 2021 S.1). Die speziellen Fertigkeiten bilden die letzte Komponente der Handlungsfähigkeit. Nach Hacker werden die speziellen Fertigkeiten durch andauernd wiederholende Übungsprozesse beiläufig im Tagesablauf erworben.[26] Nur durch diese Prozesse werden die Tätigkeiten kognitiv verfestigt und gehen in eine automatisierte Handlungsfolge über. Das hat zur Folge, dass für die Ausführung der Tätigkeiten keine bewusste Zuwendung mehr notwendig ist. Die Automatisierung entsteht, da der Ausführende seine Tätigkeiten nicht mehr kommuniziert, denn alle Abläufe gehen ineinander über. Jedoch können bei diesem Prozess Störungen durch den Auszuführenden selbst ausgelöst werden. Das soziale Umfeld erkennt keinen einzelnen Tätigkeitsschritt, es sieht nur einen ganzheitlichen Bewegungsablauf. Die Ausbildung von Fertigkeiten setzt voraus, dass die Tätigkeiten wiederholt geübt und angewandt werden müssen.[27] Eine weitverbreitete spezielle Fertigkeit von den meisten Menschen ist z.B. der eigene Bedarf an Körperpflege. Sie gehört im Tagesablauf zu den häufigen Routinen und erfolgt somit unbewusst und automatisch und trägt zu einer gesundheitsorientierten Lebensführung bei.

[24] Vgl. BZgA (2001)
[25] Vgl. Hamacher/Wittmann (2005) S.35
[26] Vgl. Hacker (1978) S.305
[27] Vgl. Norman (1982) ; zitiert nach Hacker (1993) S. 73-74

Menschen die bereit sind, sich notwendiges Wissen zum Thema Gesundheit anzueignen, befinden sich auf dem Weg einer gesundheitsorientierten Lebensführung, die sich ständig weiterentwickeln kann. Wichtig ist hierbei die eigene Motivation, die sich in der Handlungsbereitschaft wiederfindet und im nachfolgendem erläutert wird.

Handlungsbereitschaft Das kognitive Wissen der Handlungsfähigkeit welche im vorherigen Abschnitt erläutert wurde, ergänzt die Handlungsbereitschaft. Die persönlichkeitsbildenden Elemente der Werte, die normative Einstellung, Verantwortungsübernahme und Kontrollüberzeugung sind Mittel, durch die die Handlungsbereitschaft die Handlungskompetenz bestimmt und die Motivation zu gesundheitsorientierten Verhalten steigern wird. Eine wichtige Rolle bei der Bereitschaft zum Handeln spielen Emotionen. [28].Bei Kluckhohn (1976) wird das Werteverhalten als explizit oder implizit definiert. Diese individuellen Werte, bestimmen die Entscheidung des Menschen über die verfügbaren Handlungsarten, Mittel und Ziele.[29] Personen die ihre individuelle Gesundheit als höchsten Wert der Selbstverantwortung wahrnehmen, sind größtenteils auch bemüht, einen gesundheitsorientierten Weg zu gehen. Der Blick der Menschen ist in der Gesellschaft vermehrt auf materielle Werte gerichtet. Jedoch ist zu beobachten, dass Menschen die eine starke Krankheit durchlebt haben und auch positiv überstanden haben, ihren Blick auf die Werte verändern. Sie sehen erstmalig sich, ihren Körper und ihre Gesundheit, als das höchste Gut an. Konkretisierte Werte können sich auf Menschen, Objekte und Situationen beziehen. Diese werden als normative Einstellung bezeichnet. Die im Laufe der individuellen Entwicklung erworbene Eigenschaften eines Menschen, haben eine handlungssteuernde Wirkung. Persönliche Einstellungen eines Menschen können verändert werden, dass ist auch die Vorrausetzung das sich das Verhalten ändert. Normative Einstellung können sich z.B. auf Tabakwaren richten. Wer über diesen Konsum viele gesundheitsschädigende Informationen erfährt, wird auf Tabakkonsum verzichten und somit wirkt sich diese Situation positiv auf die Gesundheit aus. Eine weitere Komponente der Handlungsbereitschaft, ist die Verantwortungsübernahme. Jeder Mensch übernimmt im Laufe seines Lebens in verschiedenen Bereichen Verantwortung.

[28] Vgl. Harmacher/ Wittmann (2005) S. 57
[29] Vgl. Kluckhohn (1976) S. 395

Mit dieser Übernahme trifft man Verantwortung für die eigenen Entscheidungen und muss dadurch Konsequenzen auch vertreten. [30] Folgendes Beispiel hierfür wäre, der einmonatige Versuch auf den Verzicht von Zucker, für eine gesundheitsorientierte Lebensführung. Der Versuch und die daraus vielleicht resultierenden Konsequenzen wie Stimmungsschwankungen oder Müdigkeit, hat das Individuum selbst zu verantworten. Die vierte Komponente ist die Kontroll-überzeugung. Um Handlungen durchzuführen und eine Effektivität zu erreichen, ist eine eigene Kompetenz erforderlich. Ist die Kontrollüberzeugung hoch, d.h. ist der Mensch von seinem Handeln auf höchstem Niveau überzeugt, ist die handlungssteuernde Wirkung stärker.[31] Bei einer Erkrankung greift z.b. ein Patient aus eigener Erfahrung nicht sofort zu Tabletten, sondern zu anderen Heil-methoden. Er selbst ist überzeugt davon, dass Tabletten nicht der erste Lösungs-weg sein sollten und seine Erfahrung zeigte ihm, dass sein Körper auch selbst in der Lage ist, den Weg der Heilung einzuschlagen. Im nächsten Abschnitt werden die Persönlichen Eigenschaften erläutert.

Persönliche Eigenschaften Einen generellen Einfluss auf die Handlungs-fähigkeit und die Handlungsbereitschaft haben die persönlichen Eigenschaften eines Individuums. Die Motivation eines Menschen wird durch psychische und physische Ressourcen, das soziale Umfeld und das eigene Selbstmanagement gesteuert.[32] Das soziale Umfeld prägt die individuellen Wertvorstellungen, steckt den Rahmen für den Wissenserwerb und ist eine wichtige Komponente der per-sönlichen Eigenschaften.[33] Werteorientierte Handlungen werden durch positive Reaktionen des Umfeldes w.z.B. Lob und Anerkennung verstärkt. Dagegen wir-ken sich negative Reaktionen w.z.B. Bestrafung oder Missachtung schwächend auf die Handlungen aus. Rückmeldungen aus dem sozialen Umfeld, ob in negativer oder positiver Form, lösen stets Emotionen beim Individuum aus. Ein Mensch entscheidet sich dafür, ein tägliches Workout in seine morgendliche Routine zu integrieren. Wenn das soziale Umfeld diese Tätigkeit positiv unter-stützt, würde das zur Motivation führen. Es könnte aber auch zur kritischen Mei-nung kommen, die dadurch die Motivation an der Tätigkeit ausbremst. Die körper-

[30] Vgl. Harmacher/ Wittmann (2005) S. 48
[31] Vgl. Harmacher/ Wittmann (2005) S. 48
[32] Vgl. Harmacher/ Wittmann (2005) S. 48
[33] Vgl. Harmacher/ Wittmann (2005) S.49-50

lichen Leistungen eines Menschen wie Ausdauer, Kraft, Beweglichkeit, Koordination, gehören zu den typischen Eigenschaften der physischen Ressourcen. Diese Eigenschaften dienen als Grundlage für eine gesundheitsorientierte Lebensrichtung, im Bereich der körperlichen Betätigung. [34] Ein Training im sportlichen Bereich kann z.b. Risikofaktoren, wie der Fettleibigkeit oder den Herzkreislauferkrankungen entgegenwirken. Die Selbstwirksamkeit sowie das Selbstkonzept sind psychischen Ressourcen, die in einem Zusammenhang mit der Gesundheitsförderung stehen. Die Selbstwirksamkeitserwartung wird für Aufgaben benötigt, deren Schwierigkeitsgrad Anstrengung und Ausdauer erfordern. [35] Eine Person die z.b. alle Wege des täglichen Lebens zu Fuß oder mit dem Fahrrad, anstatt des Autos zurückzulegt, benötigt Ausdauer und Durchhaltevermögen. Das Selbstkonzept hingegen ist die eigene kognitive Einstellung, der man sich bei der Erledigung seiner Aufgaben stellt. Ein positives Selbstkonzept führt zu Vertrauen in das eigene Handeln und die eigenen Fähigkeiten. So verspürt eine Person, die sich dazu entschlossen hat, ihre Ernährung zum Gewichtsverlust umzustellen, ein Gefühl des Wohlwollens beim erzielten Ergebnis. Zu den letzten Komponenten der persönlichen Eigenschaften gehört das Selbstmanagement, welches das eigene Verhalten zur Umsetzung der Ziele steuert. So erfordert z.B. ein persönlich gestellter Ernährungsplan, ein hohes Maß an Selbstmanagement, um das Ziel zu erreichen.

Teilaufgabe 3: Präventionsarten

Im Laufe des Lebens treten bei jedem Menschen Erkrankungen auf, die ausheilen können, die sich chronisch über längere Zeit hinziehen können oder bestimmte Folgeerkrankungen mit sich bringen. In der Prävention gibt es hierfür bestimmte Maßnahmen, die Krankheiten oder auch Folgeerkrankungen verhindern können. Dazu zählen die **Primärprävention, die Sekundärprävention und die Tertiärprävention,** welche in dieser letzten Teilaufgabe mit daran anknüpfenden Beispielen, genauer beschrieben werden. **Primärprävention** Das Ziel der Primärprävention ist, die Gesundheit des Menschen aufrecht zu erhalten, in dem Neuerkrankungen und daraus folgende Gesundheitsschäden möglichst vorgebeugt werden.[36] Die Zielgruppe der Primärprävention sind gesunde

---

[34] Vgl. Martin (2010)
[35] Vgl. Warner (2017) S. 1527
[36] Vgl. Habermann-Horstmeier (2017) S.33

Menschen, die noch an keinen Krankheitssymptomen leiden.[37] Die Primärprävention dient der physischen und psychischen Gesundheitsförderung. Jedoch
liegt dabei der Blick ausschließlich auf einzelne Krankheiten und nicht auf den
allgemeinen Gesundheitszustand des Menschen. Die Behandlung richtet sich
dabei hauptsächlich auf den Patienten selbst, zieht dabei auch äußerliche
Faktoren in Betracht. Die Intension bei der Primärprävention ist, Risikofaktoren
die zu einer Erkrankung führen könnten, zu umgehen und die eigene Selbstverantwortung in Verbindung mit einer gesundheitsorientierten Lebensführung zu
stärken. Des Weiteren lassen sich präventive Maßnahmen darin unterscheiden,
ob sie am Verhalten oder der Verhältnisprävention ansetzen. [38] Maßnahmen der
Verhältnisprävention setzen z.B. an den Lebensverhältnissen des Menschen an.
Die Verhältnisprävention hat das Ziel die Gesundheit des Menschen zu
verbessern, indem sie die Umwelt sowie die Lebens-und Arbeitsbedingungen
positiv beeinflusst. Um die Lebensverhältnisse zu ändern, müssen
gesellschaftliche Strukturen durch politische Maßnahmen auf unterschiedliche
Ebenen beeinflusst werden.[39] Anders als die Verhältnisprävention, setzt die
Verhaltensprävention direkt am Individuum bzw. seinem Verhalten an. Das
Verhalten von Menschen wird so beeinflusst, dass es zu einer
gesundheitsorientierten Lebensrichtung führt, um somit die eigene Erkrankungs-
wahrscheinlichkeit zu sinken. Bestimmte Maßnahmen die dabei unterstützend
wirken, sind Menschen zu animieren, gesundheitsfördernde Verhaltensweisen
anzunehmen, sowie gleichzeitig gesundheitsriskante Verhaltensweisen abzule-
gen. Dazu zählt z.B. die Bewegung des Menschen, ein gesünderes Essverhalten,
die Vermeidung von Alkoholkonsum und der Verzicht auf zuckerhaltige
Nahrung.[40] Besonders bedeutsam und hilfreich ist es, diese Maßnahmen in der
Gesundheitserziehung in Kindergärten, in Schulen, im Elternhaus oder auch in
außerschulischen pädagogischen Kontexten einzuführen.[41] Zu oft entstehen beim
Menschen Krankheiten, die durch eine falsche Ernährung in Verbindung mit
wenig Bewegung ausgelöst werden. Dazu gehört z.B. die Fettleibigkeit, Diabetes

---

[37] Vgl. Habermann-Horstmeier (2017) S.34
[38] Vgl. Bundesgesundheitsministerium (2019)
[39] Vgl. Habermann-Horstmeier (2017) S. 37
[40] Vgl. Habermann-Horstmeier (2017) S.39
[41] Vgl. Tilliger (2020) S.56

Typ 2, Osteoporose, Herz- und Gefäßkrankheiten oder der Bluthochdruck. [42] Um diese Krankheiten zu vermeiden und die Aufrechterhaltung der Gesundheit beizubehalten, wäre das Achten auf die eigene ausgewogene, gesunde Lebenseinstellung eine mögliche Maßnahme bei der primären Prävention. Der Körper wird so vor Krankheiten wie Diabetes oder Übergewicht geschützt. Einen großen Anteil hat eine achtsame, ausgewogene Ernährung in Verbindung mit sportlichen Aktivitäten oder täglichen Spaziergängen. Dabei werden sowohl die verhaltensorientierten als auch die verhältnisorientierten Maßnahmen eingesetzt. So wurde das Angebot von Arbeitgebern, die Job-Bike Aktion, zur Gesundheitsförderung im Bereich der Bewegung eingeführt. Hier geht es darum, dass Mitarbeiter mehr mit dem Fahrrad den Arbeitsweg zurücklegen und dadurch aktiv und mobil unterwegs sind. Im Gegensatz dazu, dienen verhaltenspräventive Maßnahmen, wie das Achten auf eine ausgewogene Bewegung/Ernährung zugleich der Vorbeugung möglicher Krankheiten. Des Weiteren bemerkt der Mensch beim Umsetzen und Handeln selbst, wie sich die eigene Gesundheit verbessert. Dadurch gewinnt er eine bessere und gesündere Sichtweise zur eigenen Lebenseinstellung, die langfristig für den Erhalt der Gesundheit dient. Wichtig ist nur, dass sich Menschen nicht untereinander vergleichen, denn jeder Körper reagiert anders. Eine ausgewogene, gesunde Ernährung in Verbindung mit Bewegung, ist die beste Medizin für unseren Körper und ist daher der wichtigste Bestandteil, der zu einer Aufrechterhaltung der Gesundheit beiträgt. Es ist der erste Weg, um Krankheiten vorzubeugen. Doch häufig bemerken Menschen erst zu spät, die Signale ihres Körpers. In diesem Fall, muss die Sekundärprävention eingesetzt werden, um klinische Symptome zu verhindern. Auf diese wird im nächsten Abschnitt genauer eingegangen.

Sekundärprävention Mit Hilfe der Sekundärprävention sollen bei einem Patienten Erkrankungen in einem frühen Stadium erkannt werden, so dass sie rechtzeitig behandelt werden können. [43] Ihr Ziel ist es, Schädigung, Krankheit oder regelwidriges Verhalten zu erkennen um klinische Symptome, chronifizierte Krankheiten oder das Fortschreiten einer Krankheit zu vermeiden. [44] Ein wesentliches Kriterium bei der Sekundärprävention ähnlich wie bei der Primärprävention und Tertiärprävention ist, dass der Patient selber dazu bereit sein muss, was für

---

[42] Vgl. Fleck/ Klasen/ Riedl (2020) S.6
[43] Vgl. Habermann-Horstmeier (2017) S.35
[44] Vgl. DGNP Deutsche Gesellschaft für Nährstoffmedizin und Prävention (2021)

seine Gesundheit beizutragen, denn nur die eigene Lebenskraft kann die Selbstheilungskräfte aktivieren. Zu den häufigsten Todesursachen zählen, Herz-Kreislauf-Erkrankungen und Krebserkrankungen.[45] Statistiken ergaben 2019, dass rund 331 200 Menschen an den Folgen von Herz-Kreislauf-Erkrankungen starben und 231 300 an Krebserkrankungen. Ein Auslöser hierfür könnte die geringe Teilnahme an Vorsorgeuntersuchung sein. Denn nur knapp 50 % aller Frauen gehen regelmäßig zur Krebsfrüherkrankungen, bei Männern sind es noch nicht mal 20%. [46] Die Möglichkeit einer Gesundheitsuntersuchung genannt auch „Check-up" ab 35 Jahren, nutzen nur 17 %, obwohl jeder gesetzliche Krankenversicherte ein Recht auf kostenlose Vorsorgeuntersuchungen hat. [47]Die Statistik zeigt wiederum, wie wichtig beispielsweise regelmäßiges Screening oder Vorsorgeuntersuchungen sind, die zur Früherkennung möglicher Krankheiten dienen. Die Screening- und Vorsorgeuntersuchung gehören zu den typischen sekundären Maßnahmen und machen den größten Teil der Präventivmedizin aus. Zu den wichtigsten genannten Vorsorgeuntersuchungen gehört die Früherkennung von Krebs, ein Gesundheits-Check-up, die Schwangerschaftsvorsorge und die Kinder- und Jugenduntersuchung. Diese Vorsorgeuntersuchungen sind abhängig vom Geschlecht und Alter und werden jeweils in unterschiedlichen Abständen gewährt. Ein wesentlicher Unterschied ist die Anzahl an kostenfreien Untersuchungen zwischen Männer und Frauen. Während Frauen zehn kostenfreie Untersuchung nutzen können, haben Männer nur einen Anspruch auf sechs Vorsorgeuntersuchungen.[48] Die regelmäßigen Untersuchungen erfordern vom Patienten viel Selbst-management mit nötiger Motivation, denn die regelmäßigen Besuche zu den zuständigen Ärzten sind von jedem Individuum selbst zu verantworten. Die Früherkennung trägt einen großen Teil zur Gesundheit bei, denn je früher Erkrankungen erkannt werden, desto besser sind die Heilungschancen und die Möglichkeit darauf medizinisch zu reagieren. Im folgenden Abschnitt wird die Tertiärprävention beschrieben. Auf diese wird zurückgegriffen, wenn eine Krankheit bereits den Körper ergriffen hat. **Tertiärprävention** Es kann passieren, dass eine Krankheit beim Einsatz primärpräventiver und sekundärpräventiver

[45] Vgl. Statistisches Bundesamt (2021)
[46] Vgl. Krankenkassen.de (2021)
[47] Vgl. Krankenkassen.de (2021)
[48] Vgl. Verbraucherzentrale (2021)

Maßnahmen bestehen bleibt. Sollte das so sein, müssen Behandlungen im Rahmen der Tertiärprävention eingesetzt werden. Ihr Ziel ist dabei, die Verschlechterung einer bereits bestehenden Krankheit möglichst zu verhindern, so dass die Risiken eines totalen Funktionsverlustes des Organismus auf einem ungefährlichen Niveau bleiben. So sollen z.b. mögliche Folgeerkrankungen, nachfolgende Schädigungen, Verschlimmerungen von chronischen Erkrankungen oder das Wiederauftreten (Rezidiv) einer Krankheit verhindert werden.[49] Zu den wesentlichen Maßnahmen der Tertiärprävention gehört die Rehabilitation, so wie die Rezidivprophylaxe. Sie setzen genau an dem Ansatz der Tertiärprävention an und bieten unterschiedliche Angebote zur Wiederherstellung von Gesundheit. So dient die Rehabilitation z.B. dazu, die körperlichen, psychischen und sozialen Folgen einer Erkrankung zu minimieren. Dies kann sich positiv auf die soziale Interaktion im Beruf, in der Schule oder in der weiteren Umgebung auswirken.[50] Ergebnisse von Kliniken ergaben, dass schon im ersten halben Jahr nach einer Rehabilitationsmaßnahme sich die Lebensqualität, sowie die Patientenzufriedenheit erheblich verbessert. Zu dem sinkt die Anzahl der Arztbesuche, Krankenhaustage und Arbeitsausfälle stark.[51] Die Rezidivprophylaxe dagegen, verhindert das Neuauftreten einer Krankheit. Im Bereich einer Krebserkrankung könnte z.B. die Tertiärprävention verhindern, dass die Krebserkrankung fortschreitet oder die geheilte Krebserkrankung wiederkehrt.[52] Etwa ein Drittel aller Krebserkrankungen kann mit einer Kombination aus gesunder Ernährung, körperlicher Bewegung und dem Vermeiden von Übergewicht geheilt werden.[53] So könnte sich eine Ernährungsberatung nach, während und vor einer Krebserkrankung, positiv auswirken. Sport und Bewegung, kann sich zu dem hemmend auf die Ausbildung von Krebszellen wirken. In unserer heutigen Zeit gibt es immer noch ein mangelndes Wissen über die Ursachen zur Entstehung von Autoimmunkrankheiten und die Entstehung von Krebs. Diagnostik und Reparatur, werden weiterentwickelt, ausreichende Konzepte zur Verhinderung fehlen jedoch.[54] In Rehabilitationseinrichtungen und in Form einer Kur, lassen sich die verschiedenen Maßnahmen der Tertiärprävention wiederfinden.

[49] Vgl. Deutsche Gesellschaft für Nährstoffmedizin und Prävention e.V. (2021)
[50] Vgl. Habermann-Horstmeier (2017) S.34
[51] Vgl. Ring (2012) S. 1666
[52] Vgl. Habermann-Horstmeier (2017) S. 36
[53] Vgl. Österreichische Krebshilfe (2020) S.5
[54] Vgl. Graf (2006) Cover

Literaturverzeichnis

Fleck, A. / Klasen, J. / Riedl, M. / Schäfer, S. (2020), Zuckerfrei gesünder leben, 1 Auflage. München: GmbH

Graf, F. (2006) Konzept der Gesunderhaltung – oder wie reduzieren Sie das Risiko Krebs? 1. Auflage. Plön: Sprangsrade

Habermann-Horstmeier, L. (2017) Gesundheitsförderung und Prävention, 1. Auflage. Bern: Hogrefe.

Hacker, W. (1978), Allgemeine Arbeits- und Ingenieurpsychologie: psychische Struktur und Regulation von Arbeitstätigkeiten, 2. Auflage, Bern.

Hamacher, W. / Wittmann, S. (2005), Lebenslanges Lernen zum Erwerb von Handlungskompetenzen für Sicherheit und Gesundheit, 1. Auflage, Dortmund.

Kluckhohn, C. 1976, Value and value-orientations in the theory of action: An exploration in definition and classification. In: Parson, T./ Shils, E. A. (Hrsg.), Toward a general theory of action, 7. Auflage, Cambridge, S. 338-433.

Löhr, A. (2016) Seelische Gesundheit als Aufgabe der Erwachsenbildung. Köln

Norman, D. A. (1928), learning and memory. Human Resource development Review, 6. Jg., Nr. 1, S. 64-83.

Ring, J. (2012) Tertiärprävention: Rehabilitation. Neurodermitis – Atopisches Ekzem, 2012, S.166.

Tilliger, S. (2020), Gesundheitsförderung, Prävention und Rehabilitation 1.Auflage. Studienbrief der SRH fernhochschule, Riedlingen.

Warner, L. M. (2017), Selbstwirksamkeitserwartung. In: Wirtz, M.A. (Hrsg.), Lexikon der Psychologie, 18. Auflage, Bern. S.1527.

Micksche, M. (2020), Ernährung bei Krebs.1 Auflage, Wien: Österreichische Krebshilfe

Internetquellenverzeichnis

Bundeszentrale für gesundheitliche Aufklärung (2020), Salutogenese Zugriff am 2.3.2021. Verfügbar unter https://www.leitbegriffe.bzga.de/alphabetisches-verzeichnis/salutogenese/

Info drog, Schweizerische Koordinations- und Fachstelle Sucht (2018). Pathogenese, Zugriff am: 3.3.2021. Verfügbar unter https://www.infodrog.ch/de/wissen/praeventionslexikon/pathogenese.html

Info drog, Schweizerische Koordinations- und Fachstelle Sucht (2018). Salutogenese, Zugriff am 4.3.2021. Verfügbar unter https://www.infodrog.ch/de/wissen/praeventionslexikon/salutogenese.html

Bundeszentrale für gesundheitliche Aufklärung (2001). Das Konzept der Salutogenese, Zugriff am 5.3.2021. Verfügbar unter https://www.hohemark.de/wpcontent/uploads/sites/3/Das_Konzept_der_Salutog enese.pdf

Bundesministerium für Gesundheit (2019). Prävention, Zugriff am 8.3.2021. Verfügbar unter https://www.bundesgesundheitsministerium.de/service/begriffe-von-a-z/m.html

Deutsche Gesellschaft für Nährstoffmedizin und Prävention (DGNP) e. V. (2021). Definition der Präventionsmedizin, Zugriff am 8.3.2021. Verfügbar unter https://www.dgnp.de/wir-ueber-uns/definition-der-praeventionsmedizin.html

Statistisches Bundesamt (2021). Gesundheit/Todesursachen, Zugriff am 11.3.2021. Verfügbar unter https://www.destatis.de/DE/Themen/Gesellschaft-Umwelt/Gesundheit/Todesursachen/_inhalt.html

Krankenkassen Deutschland (2021). Vorsorgeuntersuchung, Zugriff am 11.03. Verfügbar unter https://www.krankenkassen.de/gesetzliche-krankenkassen/leistungen-gesetzliche-krankenkassen/gesetzlich-vorgeschriebene-leistungen/gesetzliche-krankenkassen-Vorsorgeuntersuchungen/

Verbrauchszentrale (2021). Früherkennung: Diese Vorsorgeuntersuchungen stehen Ihnen zu, Zugriff am 11.3.2021. Verfügbar unter https://www.verbraucherzentrale.de/wissen/gesundheit-pflege/krankenversicherung/frueherkennung-diese-vorsorgeuntersuchungen-stehen-ihnen-zu-10429

Gefahren und Folgen. Auswirkungen von Alkohol auf ihre Gesundheit, Zugriff am 13.3.2021. Verfügbar unter https://www.kenn-dein-limit.de/alkohol/schaedlicher-konsum/gefahren-und-folgen/

EXTERNUM (2010). Physische Ressourcen im Gesundheitssport – hört sich nicht nur wichtig an! Zugriff am 21.3.2021. Verfügbar unter https://www.externum.eu/physische-ressourcen-im-gesundheitssport-hort-sich-nicht-nur-wichtig-an/

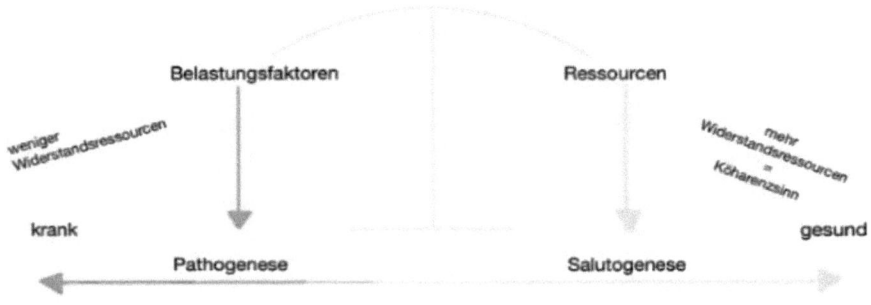

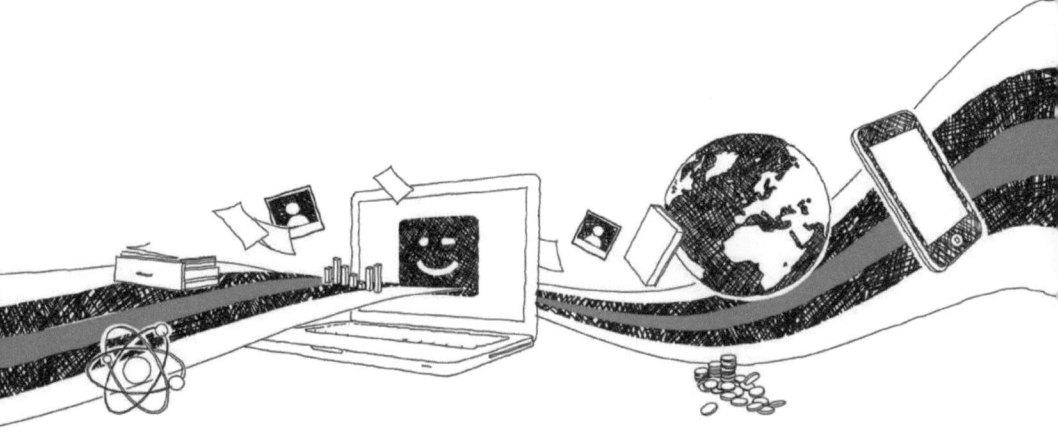
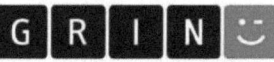